EAUX DE THONON

(HAUTE-SAVOIE).

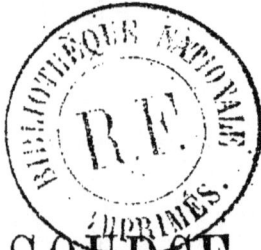

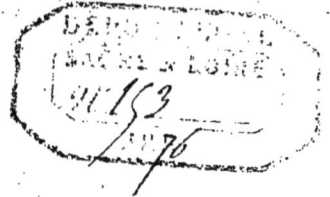

SOURCE DE LA VERSOIE

Bi-carbonatée calcique, résino-balsamique

ANALYSÉE PAR

M. O. HENRY, Membre de l'Académie de Médecine de Paris.

MACON,

IMPRIMERIE D'ÉMILE PROTAT.

—

1876.

APPRÉCIATION MÉDICALE

DES

EAUX DE LA VERSOIE

Bi-carbonatées calciques, résino-balsamiques.

————

« Je crois l'eau de la Versoie appelée à prendre une place très-importante dans la médication hydrologique. Son action, ses effets curatifs ne sont encore bien connus que dans les régions voisines. Mais, grâce à une entreprise en nouvelle formation, l'exploitation de ces sources va prendre le développement qu'elles méritent.

» Ces eaux sont de la classe des bi-carbonatées calciques.

» Elles doivent être rangées, par leur minéralisation et par leurs effets thérapeutiques, près de celles de Contrexéville.

» La dominante, la caractéristique minérale des eaux de la Versoie est le bi-carbonate de chaux à la dose de............................... 0,30 centigr.

» Contrexéville contient du même sel. 0,40 —

» Evian .... 0,10 —

» Elles ne demandent pas la même clientèle que les eaux fortement alcalines, comme celles de Vichy qui contiennent, bi-carbonate de soude ..... 5 grammes, ou celles de Vals, qui en contiennent ... 7 grammes.

» Ces deux dernières sont très-puissantes, par leur riche minéralisation alcaline, dans les maladies où elles sont indiquées; mais leur usage doit être très-surveillé pour qu'elles ne produisent pas la cachexie alcaline.

» Contrexéville n'a pas cet inconvénient, et vient remplacer Vichy ou Vals quand cette cachexie menace ou apparaît.

» Les sources de la Versoie présentent la même immunité que Contrexéville et Evian.

» Un peu moins actives que Contrexéville.

» Plus actives qu'Evian.

» Leur indication précise est l'arthritisme et toutes les affections qui en dérivent :

» Goutte, gravelle, affections catarrhales (celles surtout portant sur les muqueuses du système génito-urinaire), cystite catarrhale, métrite catarrhale, dyspepsie gastrique, gastro-intestinale, catarrhe biliaire, certaines herpétides.

» Mais, je le répète, ces eaux réussiront dans toutes ces affections, surtout lorsqu'elles seront sous la dépendance du principe arthritique.

» Tandis qu'à Vichy et à Vals seront réservées ces mêmes affections passées à l'état chronique et torpide, nos eaux pourront être appliquées sans danger à l'état sub-aigu, abandonnant, au besoin, les états aigus à Evian, beaucoup plus faible d'action.

» Enfin, et j'appelle tout particulièrement l'attention sur ce point, les eaux de la Versoie seules, jusqu'à présent, contiennent un principe non encore bien déterminé dans sa nature, mais incontestable et très-appréciable; c'est une sorte de principe résino-balsamique qui doit avoir sur toutes les affections catarrhales une action spéciale, pour ne pas dire spécifique, et qui classe ces eaux dans une position exceptionnelle en face de ces affections.

» Je pense que c'est surtout en boissons que l'eau de la Versoie devra être employée; mais je ne doute pas que son application en bains ou en douches ne vienne compléter son action, aussitôt que l'on aura organisé un établissement balnéaire à Thonon.

» *** *docteur-médecin.* »

AVANT-PROPOS.

La composition chimique des eaux de la Versoie a été étudiée en 1859 par deux chimistes savoisiens, MM. Dumont, à Bonneville; Calloud, à Chambéry, et, à Paris, par M. Ossian Henry père, membre de l'Académie de médecine et chef de ses travaux chimiques.

Ces analyses, faites dans les laboratoires de villes différentes, éloignées de la source, ont présenté des résultats à très-peu près semblables et analogues à ceux obtenus sur les griphons même.

Nous croyons donc inutile de donner en entier les travaux de MM. Dumont et Calloud, dont le rapport se trouve dans cet opuscule, après l'analyse de M. O. Henry.

A la suite de cette analyse et de ce rapport sont relatées quelques-unes des cures obtenues en 1859 et 1860; elles sont constatées par MM. les docteurs Tavernier, Rieux, Noël, Dubouloz, médecins à Thonon.

Le décret ministériel autorisant l'emploi des eaux de la Versoie comme agent thérapeutique est du 22 juin 1864.

Depuis cette époque, plusieurs sociétés ont fait des démarches auprès de l'administration municipale de

Thonon dans le but d'exploiter la source dont elle est propriétaire. Dans le pays même, des tentatives ont été commencées; des plans, des devis, annexés au dossier de cette affaire, témoignent que depuis longtemps la confiance est acquise à l'efficacité des eaux de la Versoie.

L'entente n'a jamais abouti, et aujourd'hui le conseil municipal, entrant dans une voie plus pratique, m'a, par sa délibération du 9 juin 1876, concédé pour 90 ans le privilége exclusif des sources de la Versoie et de toutes les sources minérales qui pourraient être découvertes sur le territoire de Thonon.

C'est en vue de la création prochaine d'une station balnéaire que j'ai jugé utile de réunir, dans un court exposé, les renseignements authentiques sur la valeur des eaux à exploiter. J'y ai ajouté quelques aperçus sur la topographie, les agréments et les ressources du pays, déjà très-apprécié par les touristes.

Les malades trouveront bientôt les établissements indispensables qui, s'ils avaient été créés depuis 1860, auraient déjà atteint le développement qui leur est assuré en l'avenir, et procuré au pays les avantages qui devront en résulter.

OTTON.

ANALYSE CHIMIQUE de l'eau des trois sources découvertes près de la ville de Thonon, province du Chablais (Savoie), faite par M. Ossian Henry père, membre de l'Académie de Médecine et chef de ses travaux chimiques, etc. (Août 1859.)

Le syndicat de la ville de Thonon, en Savoie, m'a fait inviter à soumettre à l'analyse l'eau dite de la *Versoie*, fournie par trois sources qui existent à peu de distance de cette petite ville. Le but que l'on s'est proposé a été de reconnaître si cette eau peut être employée avec avantage *comme eau potable et économique*, et même si elle pourrait, à l'instar de l'eau voisine d'Evian, servir dans la pratique médicale comme eau *réellement minérale*.

Pour exécuter le travail demandé, on m'a envoyé à Paris, dans mon laboratoire privé, un nombre assez considérable d'échantillons d'eau des trois sources susmentionnées. Les échantillons, arrivés en parfait état de conservation, avaient été tout récemment puisés, avec les soins les plus minutieux, par un temps favorable, et ils étaient accompagnés de certificats faisant foi, ainsi que de notices et de documents ayant rapport à l'eau de Thonon qui nous occupe.

Les trois sources sont peu éloignées entre elles, et l'eau qu'elles donnent offre, comme on le verra tout à l'heure, la plus grande analogie. On a désigné les sources par des numéros : le n° 1 correspond aux bouteilles à *cachet jaune*, le n° 2 au *cachet vert*, et le n° 3 au *cachet rouge*.

La première, n° 1, est la plus rapprochée de la route ; elle est entourée de chênes et de grands arbres appelés vulgairement *vernes ;*

La seconde, n° 2 , existe à 40 mètres environ de celle-ci , et sourd au milieu de buissons de petits osiers ;

Enfin, *la troisième*, n° 3 , constitue le grand ruisseau qui passe sous le pont, et paraît formée par la réunion des deux précédentes.

EXAMEN CHIMIQUE ET PHYSIQUE.

La température de l'eau des trois sources prise sur place a été, m'a-t-on annoncé, de 15° c. pour la première, et de 14° c. pour la seconde. Ce sont donc des eaux froides.

Le débit, mesuré seulement pour la première, a fourni environ 115,000 litres par vingt-quatre heures. Quant à la troisième source, c'est à proprement parler une petite rivière.

On n'a remarqué, aux griphons des sources, aucune bulle de gaz ni aucune odeur particulière désagréable; il arrive seulement que l'eau exposée à l'air laisse dégager peu à peu quelques bulles qui s'attachent aux parois des vases, tandis que le liquide devient alors un peu nébuleux ou opalin.

Comme on l'a déjà dit tout à l'heure, l'eau des trois sources paraît presque identique quant à la composition chimique; elle offre, en effet, les mêmes caractères; ainsi :

1° On signale dans toutes une *limpidité* parfaite, ce qui avait lieu pour les échantillons expédiés à Paris.

La *saveur*, à peu près nulle, est la même aussi, et aucune *odeur* n'y est manifeste;

2° Quand on plonge dans l'eau intacte un papier de tournesol *rougi* préalablement, il reprend peu à peu sa couleur *bleue* primitive; la teinture de sirop de violette, celle de mauve, deviennent très-sensiblement *vertes*; l'eau des trois sources est donc notablement *alcaline.* Quand on l'a concentrée, l'effet est beaucoup plus sensible sur les réactifs cités;

3° On reconnaît par les réactifs appropriés, dans l'eau intacte ou dans des produits de concentration, la présence de la *chaux*, de la *magnésie*, de la *soude* et de la *potasse;*

4° Il y a absence presque complète de *chlorures;*

5° Peu de *sulfates ;*

6° Mais on y décèle très-aisément de l'acide *carbonique libre*, des *bi-carbonates* terreux et alcalins, de la *silice* ou des *silicates*, avec des *phosphates*, des indices de *fer* et de *manganèse*, puis de la matière *organique* de nature azotée et un peu résineuse;

7° On n'y trouve aucun *sel ammoniacal*, et, par des essais faits à part et exprès, aucunes traces sensibles d'*arsenic*, d'*iodures* et d'*azotates;*

8° En faisant bouillir l'eau des trois sources de Thonon, on voit le liquide se troubler et laisser séparer un dépôt d'un blanc sale où la présence de *carbonates terreux*, de *silicates*, de *phosphates*, de *sesquioxyde de fer* et de matière *organique jaunâtre*, sont très-manifestes.

Un litre de chaque échantillon des sources a laissé pour résidu *fixe sec*, savoir :

Première source.   Seconde source.   Troisième source.
0,38 grammes.   0,39 grammes.   0,41 grammes.

Sans entrer dans le détail minutieux des procédés mis en usage pour analyser définitivement l'eau des trois sources en question, je me bornerai à citer un peu sommairement les principaux.

PREMIER PROCÉDÉ.

L'eau soumise à l'ébullition dans un ballon disposé convenablement a fourni, à côté de quelques faibles proportions d'acide carbonique, une quantité minime aussi d'air atmosphérique.

DEUXIÈME PROCÉDÉ.

Pour apprécier l'acide carbonique libre, j'ai suivi le procédé donné tout récemment par M. Gaultier de Claubry [1], et qui consiste à faire passer dans un volume de trois litres ou plus d'eau un courant soutenu d'air, *épuré préalablement de gaz carbonique;* puis, recevant le gaz obtenu à l'aide d'un aspirateur dans une solution de chlorure de barium et d'ammoniaque, je n'ai eu que des proportions très-minimes de gaz carbonique libre.

TROISIÈME PROCÉDÉ.

J'ai pris plusieurs kilogrammes de l'eau de chaque échantillon, et, après y avoir ajouté un léger excès d'acide acétique pur, j'ai concentré presque à siccité, assez complétement neutralisé, évaporé tout à fait et repris par l'alcool à 25° bouillant, puis filtré chaud. Il s'est séparé une partie *insoluble* A A, et une autre *soluble* B C.

[1] Bulletin des travaux de l'Académie de médecine (juillet 1859).

La partie alcoolique soluble, concentrée avec soin, évaporée tout à fait, a été calcinée très-fortement dans le but de changer les *acétates alcalins et terreux en carbonates* [1].

Au moyen de l'eau distillée, on a isolé les *carbonates de soude et de potasse*, qui ont été appréciés à part avec le bi-chlorate de soude et le chlorure de platine. Ce qui était resté indissous constituait les carbonates de *chaux* et de *magnésie*. On en a fait le départ à l'aide de l'acide chlorhydrique et d'une très-forte calcination [2]. La *magnésie* obtenue représentait le *carbonate magnésien*, le *chlorure calcique* et le *carbonate de chaux*.

QUATRIÈME PROCÉDÉ.

Le résidu A B était composé de *silice*, *d'alumine*, de *sulfates de chaux et de soude*, de *phosphates terreux*, de *sesquioxyde de fer*, avec traces de *manganèse* et *matière organique colorant* les produits en jaune, et plus abondante dans les échantillons de la troisième source, n° 3. Cette matière organique, obtenue à part dans une certaine quantité de résidu, ne m'a fourni aucune *odeur aromatique benzoïque*. Par la calcination, elle a donné des produits ammoniacaux, et, traitée par la potasse, elle a été en grande partie dissoute, puis précipitable en flocons bruns solubles dans l'alcool et un peu *résineux*, avec un acide ajouté convenablement. Elle s'est surtout comportée comme les produits de l'*humus*

---

[1] *De l'analyse pratique des eaux minérales*, par MM. O. Henry père et fils (page 405).

[2] *De l'analyse pratique des eaux minérales*, par MM. O. Henry père et fils (page 364).

qu'on rencontre dans les eaux , et je crois que son origine est là effectivement [1].

CINQUIÈME PROCÉDÉ.

J'ai cherché *sans succès* l'existence, manifeste du moins, de l'*iode*, de l'*arsenic*, d'*azotates* et de *sels ammoniacaux* dans l'eau dont nous nous occupons ici.

En groupant, d'après la théorie de l'expérience, les résultats que nous a fournis l'analyse de l'eau des trois sources de la ville de Thonon, je crois pouvoir établir ainsi qu'il suit la composition chimique de cette eau.

Les résultats ont été rapportés par le calcul à un litre ou 1,000 grammes de liquide.

EAUX DE LA VILLE DE THONON (Savoie).

PRINCIPES MINÉRALISATEURS PAR LITRE.	SOURCE N° 1.	SOURCE N° 2.	SOURCE N° 3.
	grammes	grammes	grammes
Acide carbonique libre..................	0.030	0.032	0.032
Air....................................	indéter.	indéter.	indéter.
Bi-carbonate de chaux	0.280	0.302	0.296
— de magnésie..............	0.092	0.101	0.120
— de soude	0 028	0.030	0.030
— de potasse	sensible	sensible	sensible
Chlorure alcalin........................	0.010	0.010	0.010
Sulfates de soude et de chaux...........	0.020	0.017	0.022
Phosphate terreux.	0.017	0.016	0.016
Silice et alumine			
Sesquioxyde de fer avec traces de manganèse, matière organique de l'*humus un peu résineuse*	0.052	0.045	0:054
	—	—	pl. abon.
TOTAUX	0.529	0.553	0.580
(X) Pas d'iodures ni d'arsenic.	—	—	—
1,000 grammes de liquide évaporés avec soin laissent résidu.................	0.38 (2)	0.39 (2)	0.41 (2)

[1] Je ne suppose pas qu'au point de vue médical cette matière puisse offrir un intérêt sérieux; elle existe d'ailleurs en très-minime proportion.

[2] Auxquels il faut ajouter l'*acide carbonique* libre et celui constituant les *bi-carbonates primitifs.*

A l'inspection de ce tableau, il est facile de reconnaître que l'eau fournie par les trois sources en question est presque identique. Elle appartient aux eaux *bi-carbonatées calcaires un peu alcalines*, et ne présente parmi ses éléments minéralisateurs aucune substance nuisible à la santé.

Considérée *au point de vue hygiénique*, l'eau analysée offre les meilleures conditions comme eau propre à la digestion et au travail de l'ossification chez les enfants ou les sujets débiles.

Si maintenant on veut l'envisager sous le *point de vue de la thérapeutique* et *comme agent médical*, sera-t-il possible d'établir quelques considérations à l'appui ? Nous les prendrons principalement dans sa comparaison avec l'eau voisine d'Evian, dont la nature chimique est la même, et la composition chimique aussi très-analogue, à la proportion près des éléments minéralisateurs, *inférieurs dans celle-ci*. L'eau d'Evian est employée avec avantage comme eau minérale médicinale dans un assez grand nombre de maladies, et surtout dans quelques affections des voies urinaires. Une étude consciencieuse, suivie pendant plusieurs années, a démontré ces faits [1]. Or, en raison de l'analogie de composition chimique n'y a-t-il pas lieu d'affirmer que l'eau de Thonon, dont on a déjà, dit-on, enregistré plusieurs bons effets, doit présenter aussi avec celle d'Evian une analogie de propriétés médicales ? Il est important que des applications de cette eau soient faites et étudiées avec attention avant de se prononcer définitivement ; mais tout fait prévoir que

[1] *Notice sur les eaux d'Evian*, par M. Germain Rieux. — *Essai sur les eaux d'Evian*, par M. Dupraz.

les résultats confirmeront ce que nous ne pouvons encore que présumer.

Dans cette supposition, les eaux de Thonon pourront être employées en bains et en boisson. Pour les bains, il faudra avoir la précaution de n'élever l'eau qu'à 40 ou 45 degrés centigrades au plus, afin de ne pas séparer une partie des substances qui s'y trouvent en dissolution.

On pourra facilement aussi amener l'eau des sources à une distance de deux kilomètres, par exemple à l'aide de conduits appropriés, l'eau de Thonon ne renfermant que des traces de principes volatils. Les tuyaux en terre cuite, et mieux en plomb, conviendraient parfaitement pour cet usage ; seulement, il faudra qu'ils aient un assez *petit diamètre* afin que le liquide les remplisse toujours entièrement. Par cette disposition, l'eau ne sera pas agitée ou battue, et les bi-carbonates terreux s'y maintiendront tels sans passer à l'état de carbonates neutres insolubles, qui donneraient lieu à des dépôts, et, plus tard, à des incrustations plus ou moins considérables. Il existe aujourd'hui plusieurs eaux assez fortement gazeuses auxquelles on fait parcourir, dans des tuyaux appropriés, des trajets assez étendus sans qu'il se produise aucune altération dans les liquides. L'eau de Thonon, qui fait le sujet de ce travail, se prêtera en conséquence tout à fait aux résultats qu'on désire obtenir [1].

Paris, le 25 août 1859.

Signé : O. HENRY père,
Membre de l'Académie de Médecine, etc.

[1] Nous nous bornerons à mentionner ici les dépôts et conserves recueillis aux sources de Thonon. Ils n'ont présenté à l'analyse rien d'intéressant ; ainsi on y a reconnu des détritus de végétaux, des matières argileuses calcaires et ferrugineuses accompagnées de plantes confervoïdes que l'on trouve dans la plupart des eaux ordinaires.

P. S. Nous devons ajouter que M. Ch. Calloud, chimiste, membre de l'Académie de Chambéry, ayant opéré près des sources de Thonon, a pu y découvrir la présence d'une substance résineuse balsamique particulière, qu'il a étudiée avec soin, l'ayant isolée en proportion assez notable. C'est à cette combinaison remarquable que M. Calloud attribue plus spécialement la vertu curative de ces eaux dans les affections calculeuses, dans les maladies des voies urinaires et dans les obstructions viscérales.

O. H.

RAPPORT *de M. Calloud.*

Chambéry, 28 décembre 1859.

A MONSIEUR LE SYNDIC (MAIRE) DE LA VILLE DE THONON.

« J'ai l'honneur de vous adresser un duplicata du Mémoire que j'ai préparé sur les eaux de la Versoie et que vous avez désiré. Je crois n'avoir rien négligé, soit dans mes expériences, soit dans mes recherches, pour faire ressortir le mérite de ces eaux qu'on ne connaît bien qu'en les étudiant, et qu'en les interrogeant à l'aide de la chimie. La découverte des faits qui touchent ces eaux constitue, à mon sens, un progrès pour l'hydrologie minérale ; elles tiennent évidemment dans leurs éléments minéralisateurs un principe conservateur et ce principe est la résine *benzoïque*. J'exhibe, comme chose curieuse, une bouteille de ces eaux, en vidange, soit à moitié remplie, dès le mois de juillet dernier, et *mal bouchée*, qui n'a rien perdu de sa limpidité et de sa saveur et où il ne s'est pas produit le moindre dépôt. Ce fait de conservation n'est pas observé dans les eaux potables ordinaires de nos vallées.

» Agréez, Monsieur le Syndic, l'expression de mon entière considération.

» Signé : C. CALLOUD. »

MÉMOIRE sur les eaux de la Versoie (Thonon).

La municipalité de Thonon m'a transmis un duplicatum des rapports qui lui ont été envoyés, l'un par M. J. Dumont, de Bonneville, l'autre, par M. O. Henry, de Paris, sur des sels alcalins carbonatés, en évitant toute chance d'échange, mais infidèle pour déceler le principe benzoïque indiqué qui, naturellement, y existe à l'état de combinaison avec les alcalins. Une fois séparé de cette combinaison par l'acide acétique, il s'est dissipé pendant l'évaporation avec les vapeurs d'eau et d'acide acétique excédant.

Voici comment j'ai procédé : J'ai fait évaporer l'eau, à l'état naturel, dans des capsules ou vases de porcelaine recouverts d'une calotte de papier à filtrer, à l'étuve, où la température était de 60 à 80° jusqu'à dessication, mais non jusqu'à siccité complète, tantôt jusqu'à simple réduction au plus petit volume du liquide. Dans le premier cas, je traitai le résidu avec un peu d'eau distillée qui prit une teinte ambrée semblable à celle qu'avait le liquide évaporé jusqu'à simple réduction. L'odeur *balsamique* s'est fait apercevoir sensiblement, en chauffant

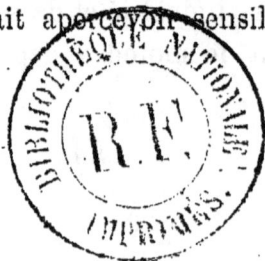

légèrement ces liquides, mais très-sensiblement par la dégustation.

1° J'ai traité ensuite les liquides par l'azotate d'argent, puis ajouté très-peu d'acide azotique qui a redissous le précipité carbonaté, mais en laissant un nuage d'où s'est formé ensuite un très-léger précipité. Il s'est développé par ce dernier traitement une *odeur benzoïque bien caractérisée*.

2° Une partie du liquide a été traitée par le sulfate de bi-oxyde de cuivre; il s'est formé un précipité blanc verdâtre très-léger. Cette réaction a produit un parfum très-sensible, et stable pendant plusieurs jours, de *benjoin* et de *vanille*.

Ces résultats ont été immédiats avec le produit de l'eau évaporée complétement et redissous dans une petite quantité d'eau distillée. Quant au liquide simplement réduit à un faible volume, le sulfate de cuivre y a préalablement manifesté une odeur très-sensible de *marée*, l'analyse des eaux qu'elle a le projet d'utiliser et au sujet desquelles j'avais appelé son attention par l'indication d'une minéralisation alcaline, calcique, magnésienne, bi-carbonatée, supérieure à celle trouvée dans l'eau d'Evian, et d'un *principe résineux benzoïque*. Le travail de M. Dumont, à part quelque légère différence sur la composition minérale de ces eaux, dans l'interprétation des combinaisons salines, à l'état naturel, s'est rangé à l'appréciation que j'en avais faite, savoir : que ces eaux sont spécialement calciques, magnésiennes et alcalines, bi-carbonatées. Au sujet de leur intéressante matière organique et du principe benzoïque, ce chimiste a remarqué une substance différente des acides sourcique et oxysourcique (acides crénique et apocrénique), de nature gommeuse, jouant le rôle d'acide et présentant quelque analogie avec les acides succinique et benzoïque. Il n'a pas observé d'odeur balsamique dans ce produit et il le considère comme étant de nature indéterminée et comme devant expliquer, toutefois, l'efficacité particulière reconnue dans l'usage de ces eaux. Le travail de M. O. Henry, estimable à tous égards comme tous ceux que ce savant a produits avec sa science et son habileté éprouvées, a apprécié la minéralisation basique de ces eaux bi-carbonatées, au même degré que moi. Il a reconnu dans leur matière organique une substance *un peu résineuse mais non balsamique*. Il n'a pu observer dans le traitement auquel il a soumis les eaux aucune odeur attribuable à l'existence d'un principe résineux benzoïque. Nous ne différons que sur le point de l'existence de ce principe benzoïque que j'admets et qu'il n'a pas rencontré.

Très vraisemblablement, la différence ne résulte que du mode d'opérer; mais je suis bien persuadé que nous serons bientôt d'accord sur ce point. En effet, si j'ai bien compris l'exposé de son rapport, ce savant a dirigé ses recherches relatives à la matière organique dans le produit de l'évaporation de l'eau acidulée préalablement par l'acide acétique, excellent procédé pour ne pas perdre un atome, puis, un jour après, cette odeur avait disparu pour ne garder que celle analogue au benjoin et à la vanille.

Ces expériences ont été faites d'abord chez moi, à Chambéry, puis sur les lieux mêmes, en présence du corps médical et de plusieurs membres de la municipalité de Thonon. A Thonon, j'ai fait évaporer une assez grande quantité d'eau dans de grands vases de terre neufs, recouverts d'une calotte de papier à filtrer et placés dans un four deux heures après le retrait des pains et chauffé exprès ; la température y était de 90°. Les résultats mentionnés ci-dessus ont été des plus marqués.

J'ai fait d'autres remarques assez importantes sur ces eaux.

A l'état naturel, à la source, je leur ai reconnu une légère odeur de *marée* que quelques gouttes d'une solution concentrée de nitrate neutre d'argent, pour un verre d'eau, développe d'une manière très-sensible. Ce fait est à peu près général dans les eaux de ce district.

J'ai trouvé dans le lit des sources, dont nous avons été occupés, des pierres (quartz, silex, amphibole, calcaire, granit, etc.) recouvertes de taches plus ou moins larges, couleur *lie de vin*. Les pierres quartzeuses sont les mieux teintes en rouge. Ces taches sont formées par un vernis de matière animale à odeur très-forte d'huîtres marines [1]. J'ai détaché ce vernis à l'aide d'un grattoir. Traité par l'eau distillée froide, il la colore en *rose*. Le liquide filtré a une couleur *rose* vu par réfraction et *jaune carotte* vu par réflexion. Chauffé même légèrement, il se décolore complétement, mais garde l'odeur de marée.

Le même vernis rouge, traité par l'alcool rectifié, prend, soit à froid, soit par la chaleur, une couleur *vert d'herbe* qui est fixe par la concentration du liquide, mais finit par se décolorer à l'état de dissolution alcoolique après plusieurs jours d'exposition à la lumière diffuse.

Ce vernis rouge, détaché des pierres, calciné sur une cuiller de platine, dégage l'odeur de la corne, puis brûle avec flamme et se charbonne. Evidemment, c'est

[1] Cette matière est neutre aux papiers réactifs.

la présence de cette matière qui donne à l'eau l'odeur de marée què j'ai indiquée [1].

Je n'ai rencontré ces singuliers cailloux teints que dans le lit de ces sources (eau de Thonon). J'ai fait une autre remarque curieuse sur cette eau. Par certain état atmosphérique où le vent domine, elle est dotée d'un excès d'acide carbonique qui enraye complétement la réaction du nitrate neutre d'argent sur elle. Par une exposition à l'air dans une assiette, l'acide carbonique excédant s'échappe et la réaction carbonatée est manifeste. Cette observation n'a pas été jusqu'ici faite, à ma connaissance. Je la crois importante, car elle rend compte de certains effets organoleptiques de cette eau qui a été éprouvée comme donnant une ivresse passagère, une légère irritation aux paupières, et comme étant tour à tour pesante et très-passante pour les estomacs débiles. Sans doute ce fait n'est pas unique, il acquerra de l'importance par la généralisation que des observations successives légitimeront.

---

[1] Cette singulière matière colorante, qui est tantôt rouge, tantôt verte, m'avait paru devoir être rapportée à la matière colorante de certains crustacés, écrevisses, crevettes, etc. Mais je n'ai pas obtenu avec cette dernière des résultats semblables. Je ne suis point encore parvenu à y trouver l'iode que je présume fortement y exister.   C. C.

OBSERVATIONS ET CERTIFICATS DIVERS.

CERTIFICATS des médecins de Thonon attestant plusieurs guérisons.

La ville de Thonon (Haute-Savoie) possède une source alcaline résineuse officiellement constatée [1] par les travaux analytiques de MM. Ossian Henry et Calloud. Saint François de Sales la disait cicatrisante et la recommandait dans quelques ophthalmies et les ulcères.

L'administration, éclairée sur les propriétés de cette source par MM. les Chimistes, demande aux médecins de la ville qu'ils aient à faire un rapport sur les résultats de l'usage qui en a été fait. C'est pourquoi les médecins soussignés, exerçant dans l'arrondissement de Thonon, répondant à l'appel fait par le conseil communal de la ville à donner leur opinion sur les eaux de la Versoie et à fournir à l'appui les observations qu'ils ont pu recueillir sur les effets de ce nouvel agent thérapeutique, disent d'abord :

1° Que depuis deux ans (1859-1860) ces eaux ont été signalées à l'attention publique par les analyses qui en ont été faites par M. O. Henry, chimiste des plus distingués de France, et aussi par M. Calloud, chimiste de Chambéry, qui est venu répéter ses opérations à la source même ;

2° Que d'après cette analyse, qui justifie que ces eaux sont essentiéllement alcalines et résineuses, de très-

[1] Depuis 1859.

nombreux malades y ont recouru et en ont fait une énorme consommation , la plupart sans consulter les hommes de l'art ;

3° Que la réputation de ces eaux s'est étendue au loin par le récit des cures merveilleuses que l'on entendait répéter, et cependant l'exercice médical y a été presque entièrement étranger.

Nous signalerons donc seulement quelques faits, que chacun de nous a pu recueillir. Aucun effet fâcheux n'a été connu, et nous restons convaincus que ces eaux ont produit des résultats heureux dans beaucoup d'affections muqueuses; mais peu d'observations ont été recueillies avec soin, nous signalerons seulement les suivantes :

1° Une hématurie rénale, existant depuis plus de deux ans , avec production purulente , a été réduite à un huitième de ses sécrétions après vingt-cinq jours de l'usage de ces eaux à la dose d'un litre et demi à deux litres par jour ;

2° Une urétrite chronique a disparu par l'usage de ces eaux pendant dix-sept jours, à la dose de trois litres par jour ;

3° Un catarrhe muqueux de la vessie a été guéri par l'usage de ces eaux pendant trente-cinq jours ;

4° Une laryngite chronique, qui s'aggravait facilement sous la moindre impression du froid, a été guérie par l'usage de ces eaux pendant les mois d'août, septembre et octobre 1859, et n'a pas inquiété le malade pendant la saison de l'hiver suivant.

TAVERNIER, d.-m.-ch.; RIEUX, d.-m.-p.;
NOEL, d.-m.; DUBOULOZ, d.-m.

QUELQUES OBSERVATIONS sur l'efficacité des eaux de la Versoie, recueillies par M. Dubouloz, docteur-médecin à Thonon.

1° M. D., ancien militaire, souffrait depuis quatre à cinq ans d'une dysurie avec douleurs très-vives dans la vessie, dont il souffrait principalement la nuit, ce qui l'obligeait de se lever souvent pour uriner quelques gouttes. Souvent il m'avait consulté pour cette maladie qui cédait un peu à un traitement antiphlogistique et à un régime bien suivi. L'année passée, après un usage de deux mois des eaux en boisson, il a été soulagé complétement, et il a vu disparaître la difficulté d'uriner ainsi que les douleurs qui faisaient son supplice.

2° Mlle D. souffrait d'une gastralgie avec digestions pénibles, accompagnées de pyrosis, ballonnement, etc., et maigrissait considérablement ; l'usage des eaux pendant six semaines en boisson a produit une éruption abondante de petits boutons miliaires ; dès ce moment, la digestion est devenue plus facile, et l'embonpoint est revenu avec l'appétit.

3° Un magistrat de Savoie, M. N., souffrait depuis longtemps d'une incontinence d'urine avec digestions laborieuses et douleurs dans les reins ; il a fait usage des eaux l'an passé ; il a été si content et si satisfait qu'il y est revenu cette année pour confirmer sa guérison et par reconnaissance pour cette source merveilleuse.

4° Un enfant âgé de huit ans était affecté depuis sa naissance d'un impétigo occupant toute la tête, ainsi qu'une partie de la figure ; quelques cheveux rares et fins existaient par ci par là. Je lui ai ouvert plusieurs abcès qui se formaient par dessous les croûtes. Il a bu pendant longtemps des tisanes dépuratives, ainsi que de l'huile de foie de morue sans succès, et je l'avais perdu de vue. Enfin, il a fait usage des eaux intérieurement, et en application pendant six mois ; aujourd'hui cette affreuse maladie a totalement disparu, et les croûtes ont fait place à une belle chevelure.

5° M. M. portait depuis dix ans une dartre eczémateuse à la partie interne de la cuisse ; il a employé l'eau en application de compresses mouillées, et, au moyen de ce traitement continué pendant un mois, il a vu disparaître cette maladie sans accidents consécutifs.

Enfin, je pourrais citer beaucoup d'autres observations qui prouvent l'efficacité de ces eaux dans les gastralgies, les affections catarrhales en général, principalement celles des yeux et des bronches, les affections de la peau, et leur vertu cicatrisante et détersive pour les plaies anciennes et les blessures.

Thonon, 24 août 1860.

DUBOULOZ,

Docteur-médecin.

Je joins à la suite de ces attestations celle de M. Ribault de Laugardière et celle du sieur Joseph Barrucand ; ce dernier m'a montré ses deux pieds, où j'ai vu les cicatrices énormes des plaies dont il parle. Cet homme, qui est ouvrier tourneur, est parfaitement guéri et a repris son travail.

Je , soussigné , certifie qu'ayant eu les deux pieds gelés le 28 février 1854, j'eus l'imprudence de me chauffer, ce qui amena la mortification des tissus de la plante des pieds et des orteils, ainsi que de vastes ulcères pour lesquels je suis allé demander des soins aux hôpitaux de Genève et d'Annecy, où il a été question de me faire l'amputation des deux pieds. Ce n'est qu'à mon refus qu'on ne l'a pas faite.

Ce fut donc le 15 février 1860 que j'entendis parler de la vertu des eaux de la Versoie, près de Thonon. J'ai usé de ces eaux remarquables en application et en bains de pieds , du 25 février jusqu'à ce jour, 22 août, et j'ai le bonheur de déclarer que je suis complétement guéri d'une maladie qui a fait mon désespoir pendant cinq ans.

Thonon, le 22 août 1860.

JOSEPH BARRUCAND, d'Annecy.

MONSIEUR LE DOCTEUR ,

Ayant appris que vous vous proposiez de faire des démarches pour fonder un établissement pour utiliser la nouvelle découverte de l'eau merveilleuse de la Versoie, je m'empresse de déposer entre vos mains mon tribut de reconnaissance que je dois à leur bienfait.

Quand je suis arrivé ici , il me restait à peine un souffle de vie et mes jambes engorgées ne pouvaient plus supporter le poids de mon corps.

Dès les premiers jours de l'usage de cette eau , j'ai éprouvé un soulagement considérable dans la respiration, ma poitrine s'est successivement dégagée, l'enflure des jambes a complétement disparu , et indépendamment du bien que je viens de signaler, je dois ajouter que j'ai retrouvé dans mes facultés les avantages que bien des malades vont chercher à Evian.

Thonon, le 23 août 1860.

RIBAULT DE LAUGARDIÈRE.

Le soussigné, curé de Thonon, est heureux de déclarer qu'il a obtenu le plus heureux résultat des bains qu'il a pris pendant un mois avec les eaux de la Versoie, de Thonon.

Dès l'année 1845, où il a eu à souffrir de la fièvre typhoïde la plus intense, il en est résulté pour lui une gastralgie des plus tenaces et qui a résisté aux eaux de Vichy et aux eaux de Louèche, qu'il a fréquentées plusieurs années consécutives; aujourd'hui il a l'espoir d'être délivré, sinon entièrement, du moins assez du mal dont il souffrait, pour rendre auxdites eaux de la Versoie le témoignage le plus flatteur et le plus mérité.

Il impute sa guérison à la forte éruption que ces eaux lui ont occasionnée. Cette éruption s'est plus particulièrement fait sentir dans les jambes qui ont été couvertes de boutons ou pustules qui lui ont donné les démangeaisons les plus violentes.

Je regrette la précipitation de ce certificat et l'absence des termes de l'art, mais je suis heureux de certifier que c'est à ces eaux que je dois le bien-être physique dont j'étais privé depuis plus de seize ans.

Thonon, 24 août 1860.

TRINCAZ,
Chanoine, curé de Thonon.

NOUVELLES OBSERVATIONS *recueillies par* M. le docteur Jos. Dubouloz.

Thonon, le 3 octobre 1860.

Les différentes observations que j'ai pu recueillir encore sur la vertu de nos eaux sont en petit nombre, mais elles sont remarquables. Il n'y en a que quatre : parmi ces quatre, trois des malades qui en font le sujet sont venus eux-mêmes m'en faire leur déclaration, me permettant d'y mettre leurs noms et prénoms et offrant de la signer au besoin. Le quatrième est à Genève ; mais il m'a dit lui-même, dans le temps qu'il était ici, tout le bien qu'il en a éprouvé.

1° M. Jean Baptiste, maître-sellier à Thonon, âgé de cinquante-huit ans, était affecté, depuis trente ans, d'une vaste dartre eczémateuse, occupant tout le gras de la jambe gauche, laquelle avait succédé à une gale qu'il avait contractée à l'âge de vingt-cinq ans à Paris; il a été radicalement guéri de sa dartre sans accidents consécutifs, par l'usage, en application seulement, de compresses mouillées avec l'eau de la Versoie, pendant un mois.

2° M. Gobel (Charles), laboureur, domicilié à Thonon, âgé de quarante-sept ans, est sujet à une gastralgie avec digestions pénibles, rapports acides, pyroses, constipations. S'il boit pendant deux ou trois jours seulement de ces eaux, il sent de suite ses digestions devenir plus faciles, le bien-être revenir et succéder à une quantité de gaz qui se développent dans l'estomac par suite de la neutralisation des acides par les sels alcalins que ces eaux contiennent. Je ne doute pas qu'il ne guérît radicalement s'il continuait pendant quelque temps ; mais aussitôt qu'il se sent mieux, il cesse pour aller travailler.

3° M. Sabatier (Jean-François), maître-cordonnier, âgé de quarante-huit ans, de Thonon, était atteint, depuis quatre ans, d'un catarrhe bronchique avec expectoration abondante, surtout le matin, perte d'appétit, digestion difficile, amaigrissement, insomnie. Au bout de dix jours seulement de l'usage des eaux, son catarrhe avait diminué de moitié, la digestion etait devenue facile. Aujourd'hui, l'embonpoint est revenu et il est complétement guéri de sa maladie.

4° M. M..., de Genève, âgé de cinquante ans environ, avait aussi un catarrhe bronchique qui faisait son supplice depuis cinq ans ; de plus il était affecté d'une douleur rhumatismale ancienne à un genou. Il a éprouvé un soulagement si grand au bout de quelques jours qu'il exprimait son contentement à tous ceux qu'il rencontrait. Enfin, il est parti de Thonon guéri de ces deux maladies.

N. B. — Tous ces malades, excepté le premier, ont fait usage des eaux en boisson seulement, à la dose de cinq à huit verres le matin à jeun et pendant la belle saison.

Signé : DUBOULOZ, docteur-médecin.

OBSERVATIONS recueillies par M. Tavernier, docteur-médecin-chirurgien à Thonon.

Je, soussigné, déclare que, bien que j'aie entendu citer de nombreux cas de guérisons opérées par les eaux de Thonon, dites de la Versoie, je n'ai pu recueillir que très-peu d'observations sur leur efficacité, attendu qu'il ne m'était pas permis de les conseiller sans en connaître l'analyse, qui n'a été faite que cette année ; cependant, quelques-uns de mes malades en ayant fait usage sans mon avis et de leur propre volonté, j'ai pu en constater les bons effets dans les cas ci-après :

1° Le sieur Dupraz (Jean), de Lullin, âgé de soixante-dix-huit ans, atteint depuis longtemps d'une cystite muqueuse négligée, finit, en juin de l'an passé, par avoir des douleurs très-aiguës dans le bas-ventre et des rétentions d'urine qui nécessitèrent le cathétérisme pendant plusieurs jours, jusqu'au moment où il lui fut conseillé d'user pour boisson de l'eau de Thonon, ce qui ne tarda pas de faire cesser la rétention et les douleurs, et dissipa peu à peu le catarrhe en moins de deux mois. Dès lors, ce vieillard a eu plusieurs ressentiments, qui ont disparu rapidement chaque fois qu'il a pu user de cette eau alcaline. Je l'ai encore rencontré le mois dernier ; il était en bonne santé et n'éprouvait pas le moindre malaise du côté de la vessie.

2° En 1842, M. T..., alors aumônier de Mᵍʳ l'Evêque d'Annecy, aujourd'hui curé à Thonon, âgé maintenant de cinquante-trois ans, d'un tempérament bilioso-nerveux, fut atteint d'une fièvre typhoïde grave qui dura plus de deux mois, tint sa vie en danger pendant plusieurs jours, et laissa à sa suite un état d'irritation nerveuse de l'estomac et des intestins, caractérisée alternativement par de l'inappétence, de la constipation, des vertiges, des vomissements, des aigreurs, des coliques, de la mélancolie, etc., irritation pour laquelle il était allé pendant plusieurs années en principe aux eaux de Vichy, sans obtenir de soulagement. En 1858 et 1859, il se rendit aux eaux de

Louèche, sans obtenir plus grand succès. Enfin, cette année, ayant beaucoup entendu parler des effets merveilleux des eaux minérales de Thonon, il se mit à en faire usage. Il commença à les prendre en boisson, et voyant qu'elles n'agissaient pas suffisamment, il résolut le premier de les employer en bains, ce qu'il fit régulièrement tous les jours pendant un mois. Quel fut son étonnement lorsque, au bout de quelques jours, il vit apparaître à la surface de son corps, notamment aux membres inférieurs, des plaques érythématiques, des boutons et des pustules, accompagnés de vives démangeaisons; en un mot, tous les symptômes d'une poussée plus forte que celles qu'il avait éprouvées les années précédentes à Louèche, et qui finirent par disparaître de la même manière en quinze jours et par desquamation, tout en continuant les eaux en bains et en boisson.

Sous l'influence de ce traitement, M. le Curé vit ses malaises disparaître peu à peu, son appétit et sa gaieté renaître, les fonctions alvines se régulariser, et une affection herpétique ancienne de la face se modifier très-avantageusement. Aujourd'hui, M. le Curé dit à qui veut l'entendre que, de tous les traitements nombreux qu'il a suivis, les seules eaux de Thonon ont pu lui rendre la santé.

J'observerai que j'ai rencontré ce phénomène remarquable de la poussée non-seulement chez M. le Curé, mais chez plusieurs autres personnes qui n'avaient usé des eaux qu'en boisson.

Les deux autres observations qui suivent en font foi.

3° M. V..., avocat à Thonon, âgé de soixante-huit ans, était sujet, dans les saisons froides et humides, au catarrhe pulmonaire et à l'asthme ; l'an passé, il alla chaque matin, pendant plus d'un mois de la belle saison, boire de l'eau à la source ; au bout d'une quinzaine, il lui survint de nombreux boutons accompagnés de démangeaisons, notamment sur la poitrine et les membres supérieurs, éruption qui disparut au bout de quinze autres jours en continuant la boisson. Ce traitement a rendu à M. V... une santé parfaite, à tel point qu'il a traversé les trois saisons de cette année humide sans le moindre malaise.

4° Mlle R..., de cette ville, âgée de quinze à seize ans, fut atteinte, cet hiver, d'une affection herpétique de la face. Au printemps elle usa régulièrement, pendant un mois, des eaux de Thonon en boisson et en lotions ; elle ne tarda pas de voir apparaître sur la face de nombreux boutons et des pustules, accompagnés de démangeaisons. On fut inquiet ; je fus appelé ; je me bornai à conseiller de continuer simplement l'usage des eaux, et, au bout du mois, l'éruption disparut en même temps que l'herpès.

D'après ces seules observations, on voit que les eaux minérales alcalines de Thonon ont été utiles dans les affections nerveuses, catarrhales et herpétiques ; et, si généralement on attribue à la poussée les cures merveilleuses qui s'obtiennent chaque année à Louèche, que ne doit-on pas attendre des eaux de Thonon, puisqu'elles produisent le même effet et qu'elles peuvent être appliquées à une bien plus grande variété de maladies !

Thonon, ce 29 septembre 1860.

Signé : TAVERNIER, *docteur-méd.-ch.*

OBSERVATIONS recueillies par M. Geoffroy, docteur-médecin à Thonon.

Au nombre des observations pathologiques qui vous ont été transmises, permettez-moi d'ajouter des faits qui, s'ils ne sont pas très-importants, prouvent d'une manière évidente que nos eaux de la Versoie possèdent une action thérapeutique bien marquée sur les fonctions de l'organisme.

PREMIÈRE OBSERVATION.

Mlle Joséphine X..., âgée de quinze à seize ans, blonde, dont la peau est délicate et blanche, était, depuis l'âge de dix ans, atteinte d'éphélides lentigineuses ; ces taches de rousseur occupaient le nez et la pommette, et quoiqu'elles ne fissent pas de progrès, elles ne faisaient pas moins le désespoir de cette jeune personne. Dans l'espoir d'une guérison prompte et assurée, elle fréquenta pendant trois semaines les eaux, et, grâce aux lotions journalières et à leur emploi intérieur, elle fut entièrement débarrassée de ce qu'elle appelait sa laideur.

DEUXIÈME OBSERVATION.

M. M..., négociant à Genève, ayant passé plusieurs saisons à Genève, aux bains d'Evian, pour quelques écarts de jeunesse, sans obtenir d'amélioration, se vit, sur la renommée toujours croissante des eaux de la Versoie, dans l'obligation de les visiter. Il se décida donc à se rendre à Thonon, malgré l'avis contraire d'un de ses amis qui se trouvait dans les mêmes conditions. Six semaines au plus suffirent pour que la guérison de M. M... fût complète, et l'ami, qui dédaignait d'abord les moyens précieux de ces eaux, fut à son tour obligé d'y recourir pour obtenir la guérison d'un catarrhe chronique de la vessie, très-ancien. Ces faits sont d'ailleurs confirmés par la lettre de M. M..., riche négociant à Genève. Je me fais un devoir de vous la transmettre.

TROISIÈME OBSERVATION.

Mlle Eugénie L..., âgée de 35 ans, portait depuis plusieurs années, à la partie supérieure du sternum, une vaste ulcération de nature syphilitique contre laquelle elle n'avait employé aucun moyen de guérison. Cette malheureuse, n'ayant confiance qu'en l'efficacité des eaux de la Versoie, eut la constance, pendant un mois, de faire d'abondantes lotions sur cette partie et d'en continuer l'usage à l'intérieur jusqu'à ce jour. Cette plaie est cicatrisée totalement; un traitement syphilitique, je n'en doute pas, complétera la guérison radicalement.

Du 1er octobre 1860.

Signé : GEOFFROY, *docteur-médecin.*

A ces quelques observations, de date un peu ancienne, il nous serait facile de joindre l'appréciation de chacun des Médecins-majors militaires qui se sont succédé dans la garnison de Thonon depuis l'annexion de la Savoie à la France ; tous ont pu constater les bons résultats des eaux de la Versoie dans les cas, analogues à ceux précités, qu'ils ont eu à soigner dans leurs bataillons.

Depuis la fin de 1860 il n'a pas été tenu note des cures dues à l'usage, en boisson, des eaux de la Versoie, bien que leur efficacité ne se soit pas démentie.

Il est de notoriété publique que chaque année des malades viennent à Thonon et s'en vont guéris. Ce qui, jusqu'à présent, a empêché le développement de cette station thermale, si bien indiquée par tous ses avantages, c'est l'absence absolue d'un établissement quelconque de bains.

QUELQUES MOTS SUR THONON & SES ENVIRONS.

« L'ancienne province du Chablais est certainement l'une des parties les plus pittoresques de la Savoie, et cependant c'est l'une des moins parcourues, si l'on en excepte l'extrême littoral du lac de Genève, depuis Thonon jusqu'à la frontière suisse. Rien n'est imposant comme toute cette contrée montagneuse comprise entre le lac et le groupe du Mont-Blanc, où s'échelonnent par gradins les cimes neigeuses des pics les plus élevés, de vastes plateaux entrecoupés de profondes vallées, et enfin les derniers contre-forts, d'où le regard enchanté embrasse dans son ensemble le Léman presque entier, les riches campagnes du canton de Vaud, la chaîne du Jura et une partie des Alpes suisses.

» Sur les plateaux se trouvent d'admirables pâturages et quelquefois des terres d'une grande fertilité, ainsi que l'indique le nom d'Abondance donné à l'une de ces vallées, dont l'aspect inspire à l'imagination l'idée du calme le plus parfait[1]. »

Thonon, ancienne capitale du Chablais, aujourd'hui chef-lieu d'arrondissement de la Haute-Savoie, est situé au-dessus et sur le bord du Léman, à huit lieues de Genève. Le trajet par le lac se fait en une heure et demie ou deux heures. En 1878, un établissement balnéaire avec salles de douches y sera installé. Il y a lieu d'espérer

[1] *Magasin pittoresque*, mars 1876.

qu'un embranchement du chemin de fer de Genève, dont les terrassements et les travaux d'art sont faits depuis Collonges jusqu'à Thonon, sera livré à la circulation à partir de 1879.

A l'est, au sud et à l'ouest, cette ville est entourée d'un splendide panorama de montagnes, vers lesquelles conduisent des routes faciles, bien tracées, entretenues avec soin et ombragées, qui offrent aux touristes des promenades variées très-agréables.

C'est à Thonon que se réunissent les clubistes alpins qui veulent faire l'ascension des fourches d'Harbère et du mont Forchex, l'un des sites les plus pittoresques du Chablais. De là, l'œil domine les gracieuses vallées de Boëge et de Lullin et peut compter les villes de la côte suisse : Nyon, Rolle, Morges, Lausanne, Vevey, Clarens, Montreux.

La Haute-Savoie a été largement dotée par la Providence. Ses enfants ont joui de ses faveurs sans les faire connaître. Ce qui manque trop aux Chablaisiens, c'est l'initiative, c'est surtout le talent de profiter de leurs richesses naturelles.

La source de la Vérsoie est à deux kilomètres de Thonon, sur la route qui conduit dans le Faucigny. Elle était renommée déjà du temps de saint François de Sales pour la guérison des maux d'yeux.

A deux kilomètres plus loin et sur la même route, on traverse le village des Allinges, qui, au Xᵉ siècle, était le bourg le plus considérable du Chablais.

Sur le sommet de la colline qui le domine sont les ruines d'un vieux manoir au milieu desquelles est située la modeste chapelle de saint François de Sales.

Dans un de ses imprimés (en 1864), la Société chablaisienne, qui avait alors le projet d'exploiter les eaux de Thonon en même temps que celles d'Evian, indique la supériorité de la Versoie dans des termes tels que nous ne résistons pas à copier textuellement son appréciation :

» Les trois sources de la Versoie, fortement minéralisées, contiennent de plus que celles d'Evian un principe résineux benzoïque et balsamique très-apparent. Ces eaux, fort connues en 1600, furent perdues et retrouvées il y a quelques années seulement. Elles ont produit de remarquables guérisons.

» Le rapide développement d'Evian, en tant qu'établissement de bains, fait espérer que celui de Thonon ne sera pas moins brillant. Déjà cette ville a pris, depuis l'annexion, une nouvelle face. Les rues sont bien pavées, des édifices publics ont été construits, et son port en rend l'accès facile aux bateaux à vapeur qui arrivent de tous les points du lac. Le voisinage du château de Ripaille, fondé par Amédée VII ; celui du pittoresque pèlerinage des Allinges, illustré par saint François de Sales, où se rendent chaque année plus de 6,000 personnes ; puis encore les promenades variées dans le beau et pittoresque Chablais, ne pourront que contribuer à l'agrément des baigneurs.

« La proximité des deux villes d'Evian et de Thonon, loin de nuire à leur prospérité mutuelle, contribuera puissamment au contraire à multiplier les attractions, les plaisirs, les moyens de guérison et le nombre des visiteurs.

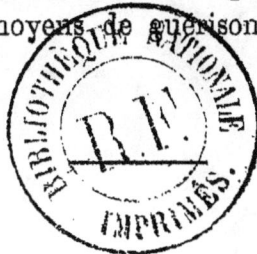

OTTON.

www.ingramcontent.com/pod-product-compliance
Lightning Source LLC
Chambersburg PA
CBHW070750220326
41520CB00053B/3785